PRÉCIS

SUR

LE CROUP,

SES CAUSES, SES SYMPTOMES, ET LES MOYENS DE LE PRÉVENIR,

AVEC DEUX OBSERVATIONS DE GUÉRISON OBTENUE PAR L'APPLICATION DU MOXA.

PAR A. RIVALLIÉ,

Docteur en Médecine de la Faculté de Paris, Chirurgien-Major de la Garde nationale.

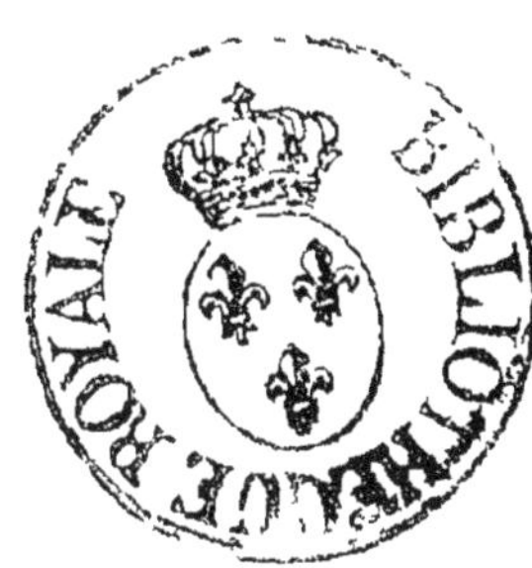

A PARIS,

Chez l'Auteur, rue Taranne, n° 25,

Et chez CREVOT, libraire, rue de l'École de Médecine, n° 3.

1826.

PARIS C. FARCY,

Imprimeur et membre de la Société Royale Académique des Sciences,
rue de la Tabletterie, n° 9.

PRÉCIS

SUR

LE CROUP.

Croup est un mot écossais qui signifie *étranglément*. C'est une inflammation aiguë du larynx et de la trachée-artère, dont le caractère principal est la formation très-prompte d'une fausse membrane. Il ne faut pas confondre cette inflammation avec les maux de gorge qui n'affectent que le canal alimentaire, les amygdales et l'œsophage.

Cette maladie paraît n'attaquer que l'espèce humaine; car, malgré toutes mes recherches, je n'ai pu la découvrir chez aucun jeune animal; on en peut rendre raison par des considérations sur l'organisation de la tête et du poumon dans les animaux divers. En général, la tête est chez eux très peu grosse, comparée avec celle de l'homme, tandis que le ventre est plus ample, ainsi que l'avaient observé Hippocrate, et, depuis, Aristote; leur réseau est moins ouvert, leurs nerfs sont peu développés, moins sensibles, et l'ensemble de ces causes rend leur économie moins susceptible de fluxions et d'affections sympathiques.

Chez les enfans, le tissu cellulaire est plus lâche à la face et au col, que dans aucune autre partie de l'économie; ce qui donne à leur phisionomie cet embonpoint qui nous charme. Le col est l'aboutissant de cette laxité; de là vient que vers ces parties se portent les métastases de la tête, et comme elles sont plus lâches qu'à tout autre âge, elles sont exposées à la terrible maladie dont nous parlons. Le poumon et les voies aériennes sont, chez les enfans, dans un véritable retard d'accroissement comparativement à la tête, et cette disproportion est d'autant plus grande, que ces mêmes enfans sont plus près de leur naissance; aussi cette maladie, qui leur appartient presque exclusivement, leur est d'autant plus funeste, qu'ils sont plus jeunes. Ceux qui en sont attaqués dans les deux premières années de leur vie, périssent tous, sans qu'on en puisse sauver aucun. Depuis deux ans jusqu'à six et sept ans, ils meurent en très grand nombre; mais quelques-uns peuvent échapper au moyen des secours de l'art. Il faut donc, par la prévoyance, garantir les enfans d'un aussi funeste accident. On travaille beaucoup sur l'art de guérir les maladies, mais pas assez sur celui de les prévenir ; la raison en est, qu'on ne prévoit bien les maladies qu'après de profondes recherches sur leurs causes. Celles qui produisent le croup, ou sont propres à l'économie de l'enfant, ou lui sont extérieures et étrangères.

Pour bien développer les causes de cette maladie, qui appartiennent spécialement à l'économie de l'enfant, il faudrait développer, ce qu'on ne peut faire ici, les rapports de tous ses organes entr'eux, et particulièrement les grands rapports qui existent entre la tête et le poumon. Pour abréger, je dis que j'ai observé que les enfans attaqués de cette maladie étaient principalement ceux qui avaient la tête très volumineuse, ou bien ceux qui avaient une gourme très abondante à la tête, une transpiration fétide dans le cuir chevelu, ou des croûtes qu'on appelle laiteuses, à la figure. Ceux-là y sont encore sujets, qui ont souvent les voies aériennes embarrassées, un râlement dans la poitrine, une figure pâle, une constitution lymphatique, ou ceux encore qui éprouvent un grand travail de dentition, après avoir été mal nourris dans leur première enfance, ainsi que ceux dont les parens sont faibles et affectés de quelques infirmités.

Chez toutes sortes d'enfans, si l'on ne veille à l'état de la poitrine et de la tête, en dégorgeant le cerveau par une ou deux sangsues, en les faisant vomir, en leur tenant le ventre libre, en les tenant habillés chaudement, en leur couvrant la tête et surtout la fontanelle antérieure; s'ils sont exposés à un froid subit, à des brumes, des brouillards qui suppriment la transpiration; s'ils sont transportés dans un climat plus humide, dans des vallées, sur des plages marécageuses ou maritimes au niveau de la mer, balayées par des vents à surface de terre, ils seront attaqués du croup, qu'ils n'auraient pas eu dans leur climat naturel, et cette maladie sera plus à craindre aux changemens de saisons, ainsi que dans les changemens rapides de l'état de l'atmosphère, lors des humidités froides ou chaudes. Pour moi, je suis convaincu qu'un enfant transporté d'un pays élevé, sec, dans un autre très humide, devient fort sujet à contracter cette maladie. C'est alors qu'il faut prendre la plus grande attention au développement de ses organes, et surtout de ceux de la tête; il faut soigneusement, aux époques de la dentition, la débarrasser de quelques gouttes de sang, pour qu'elle ne s'échauffe pas trop par le travail des dents, en tirant ce sang par une sangsue au bas du pli de l'oreille. Il faudrait encore, chez un pareil enfant, veiller à ce que le ventre fût constamment libre, parce que l'état de sanité des fonctions de la tête et des organes contenus dans le bas-ventre, détermine celle des voies aériennes. Je recommanderais encore, dans une pareille circonstance, de faire vomir fréquemment cet enfant avec 3 à 4 grains d'ipécacuanha, du sirop anti-scorbutique et du sirop de kina. J'observe ici que les vomitifs peuvent être donnés très fréquemment et avec beaucoup d'avantage aux enfans.

Je conseillerais encore d'habiller très chaudement les enfans auxquels on aurait fait subir un si grand changement de climat dans leur première enfance. L'importance des vêtemens est d'autant plus grande, que les êtres sont plus faibles, d'autant qu'ils avancent plus au nord et qu'ils éprouvent un plus grand changement de climat.

Pour mieux préserver encore les enfans pour

qui je craindrais cette cruelle maladie, je chercherais à activer chez eux la transpiration insensible. Je les ferais souvent plonger dans un bain chaud, et au sortir de ce bain, je leur ferais frotter tout le corps, et spécialement les articulations, avec de la pâte d'amande liquide. Je les ferais nourrir d'alimens plus digestibles, comme de bouillons de volaille et de petites croûtes trempées dans des sucs de viande. J'aurais le soin très important de prendre souvent des informations sur les maladies règnantes, et je redoublerais mes précautions lors des fièvres éruptives et des rougeoles, pour en garantir ces enfans, parce que les maladies éruptives peuvent donner le croup aux enfans avec une rapidité effrayante, par leur réaction à l'intérieur, quand la transpiration insensible et les forces vitales sont trop faibles pour les pousser au dehors.

Mais quand la maladie existe, quel remède y apporter ?

J'observerai d'abord que les premiers symptômes sont, le plus souvent, si équivoques et si légers en apparence, qu'il est trop tard pour espérer aucun avantage des moyens curatifs quand on a bien reconnu la maladie. C'est pourquoi, je pense, que la médecine préservative est beaucoup plus utile, par rapport à cette maladie, que la médecine curative.

Il y a d'autant moins d'espérance de guérir un enfant attaqué du croup, qu'il est plus jeune. Il est si perfide à son début, que l'on peut alors le confondre très aisément avec un simple rhume, ou avec une petite oppression de poitrine à laquelle les enfans sont fort sujets, et l'on peut réciproquement prendre pour le croup ce qui n'est qu'une petite affection de poitrine.

Dans le cas où un enfant serait attaqué de cette maladie, je le ferais promptement vomir avec un quart de grain d'émétique dissous dans un verre d'eau sucrée, auquel on ajoute un peu d'eau de fleurs d'oranger. Je le plongerais dans un bain chaud au 30e et même au 32e degré. Je l'en retirerais après trois à quatre minutes; je le frotterais partout le corps, et je lui appliquerais deux vésicatoires, l'un sur la poitrine, du côté droit, l'autre sur le dos, du côté gauche, parce que les lobes droit et gauche du poumon répondent à ces deux parties.

Les enfans qui périssent de cette maladie, périssent d'une véritable asphixie et suffocation. La trachée artère peut, dans sa partie supérieure, exfolier des membranes qui sont une humidité albumineuse concréfiée; mais les derniers capillaires, dont la ténuité surpasse nos sens et ne peut être apercue qu'au microscope, perdent, chez les petits enfans, toute leur énergie vitale, et ne peuvent résoudre leur engorgement et leurs concrétions ; et comme c'est là que se passent principalement les phénomènes de la respiration, le défaut de résolution de l'engorgement et de la concrétion albumineuse qui s'y est formée fait périr l'enfant d'une véritable asphixie, si les moyens que j'indique n'opèrent pas cette résolution.

Ce n'est ici qu'un léger apperçu sur cette importante matière, qui ne peut être complètement éclairée que par la réunion de la physiologie, de l'anatomie comparée dans l'enfant et dans l'adulte, de la physique et de la chimie. Ce n'est que par la réunion de ces sciences, que les mystères de la nature peuvent être dévoilés. Il faut, pour développer complètement les causes de cette maladie, enchaîner et substituer des faits à ce qui n'est trop souvent que vaines hypothèses.

1ère Section.

Baillou parla de cette maladie en 1567.

Ghisi, en 1749, l'observa épidémique, à Crémone, et en donna une bonne description.

En 1771, *Crawford*, à Edimbourg, donna une dissertation sur l'esquinancie striduleuse.

Rosen, dans la même année, en parla; il excita des recherches sur cette maladie.

Symptômes.

Tristesse, chaleur, langue chargée, douleur obtuse à la trachée un peu gonflée, somnolence, face rouge, pouls accéléré, écoulement par les narrines, difficulté de respirer, son particulier en respirant, qu'on a comparé à celui des jeunes poules qui pipent; d'autres fois ce n'est que dans les inspirations et la toux; quelquefois envie de vomir.

Gonflement des pieds, des mains; face tuméfiée, violâtre; urine claire d'abord, puis sédiment blanc; excrétion de la membrane; apétit quelquefois, et mort inopinée; nul trouble dans la raison; extérieur semblable à celui des asphyxiés. *Ghisi* a trouvé les conduits sécrétoires de la bouche ouverts. *Home*, *Salomon*, dans les ouvertures de cadavres ont trouvé les poumons gorgés de sang, et d'une couleur brune; *Michaelis* de même. Ce qui leur a fait croire à une inflammation, c'est une stase du sang. *Salomon* a regardé la maladie comme inflammatoire.

Tube polypeux dans la trachée-artère, quelquefois plus bas. Cette concrétion s'étend même dans les bronches; en descendant elle est de plus en plus molle.

Ceci me conduit à ne pas regarder la mort comme l'effet du corps étranger dans le tube, mais comme l'effet d'un mouvement inverse du systême lymphatique de ce tube. Quelquefois stries sanguines sur cette membrane, observées par *Bœck* et *Wilck*.

2e Section.

Cette membrane est inorganique, polypeuse; vue au microscope, c'est une concrétion lymphatique. Ce n'est point une mucosité qui se dessèche; cette membrane se putréfie; mise dans l'eau, elle nage quand elle entre en putréfaction; elle ne vient point de glandes, mais de vaisseaux lymphatiques. Le mucus ne devient pas dur, cartilagineux, comme le fait cette membrane, ce qui est le propre de la lymphe. *Haller, Sabatier* et autres, ont vu la membrane pleurétique comme une lymphe épaissie.

Les scrophuleux, sujets à l'épaississement de la lymphe, le sont à cette maladie.

Si la goutte concrète quelquefois tout à coup la lymphe, pourquoi pas ici?

Selon *Michaélis*, c'est une excrétion lymphatique des enfans habitant avec d'autres qui ont été atteints du croup, ne l'ont pas eu, mais, à l'éxtérieur, ont eu une sécrétion membraneuse, ou des hémorragies.

Ghisi a vu cette maladie sur les veaux; il dit que c'est un mélange de mucus et de lymphe. Cette membrane est-elle rendue, le malade est sans douleur. Nuls signes d'exulcération dans son exfoliation. Le mucus, en se desséchant, se forme en lames et en croûtes; mis dans l'eau chaude, il se restitue; mais les concrétions lymphatiques se putréfient. Les enfans sont tous lymphatiques. Les acides coagulent la lymphe, mais résolvent le mucus. La lymphe a peu d'eau, le mucus a de la lymphe. La membrane, dans l'angine polypeuse, se résout dans une solution de savon, comme le polype du cœur, ce qui n'arrive pas à la membrane de l'angine gangréneuse, avec laquelle on la confond. Point de supuration dans l'angine polypeuse.

3e Section.

La maladie est épidémique, contagieuse, sporadique en Ecosse, sur les bords de la mer, en Suisse, en Angleterre, en Hollande, en Dannemarck. En 61, elle régna à Francfort-sur-le-Mein, en 65 à Gottingne, en 75 en Franconie. Je doute qu'elle soit récente, mais on l'a négligée. Rare chez les adultes.

Michaélis fait des efforts pour prouver qu'elle peut être inflammatoire, sans donner de signes d'inflammation ; cependant, il dit qu'il attribue plutôt la mort au spasme qu'à la concrétion. La toux, le bruit, le son, tout est spasmodique dans cette maladie. Les vomitifs y agissent comme antispasmodiques.

Cullen l'a rangée dans les phlegmasies ; mais cette maladie n'est pas toujours fébrile. *Michaélis* la regarde comme une inflammation catarrhale avec métastase lymphatique. L'excrétion lymphatique lui paraît venir des artères et des glandes. A la partie postérieure de la trachée-artère, sont des tuyaux excréteurs de beaucoup de glandes, dit M. *Sabatier*, dans son anatomie.

On a confondu l'angine gangrèneuse avec cette maladie, dans l'angine, polypeuse; c'est le défaut de sécrétion du principe de l'air qui en fait le danger.

4e SECTION.

Nuls symptômes constans dans cette maladie; il n'en est aucun qui n'ait manqué quelquefois, même le caractère de la voix. C'est l'ensemble des signes qui la caractérisent. On l'a confondue avec l'angine gangrèneuse; mais il y a de grandes différences: Haleine fétide, perte d'apétit, tout le cou gonflé, distinguent la gangrène; la voix rauque, non striduleuse.

Millar l'a confondue avec l'asthme convulsif. L'angine membraneuse a de légers commencemens; cependant, il y a tant de variétés que cela se peut confondre. Dans la toux convulsive, quelquefois il y a peu de chaleur; dans l'angine membraneuse il y a peu de toux. Dans la toux convulsive, voix comparée aux cris de l'âne; les symptômes presque communs, difficiles à distinguer, ainsi que dans l'angine séreuse.

Le traitement qui est nécessaire, rend ces

confusions peu importantes. Il y a eu des angines membraneuses où la voix était naturelle, et si le diagnostic est si difficile, il n'est pas étonnant que les auteurs aient confondu ces maladies, et dans les différentes épidémies, elles ont pris différens caractères.

Ainsi, le catarrhe suffoquant, l'angine gangréneuse, l'angine séreuse, tout cela diffère de la membraneuse, et *Millar* accuse les plus grands auteurs d'avoir confondu sa maladie avec l'angine membraneuse, sans donner de caractères spécifiques.

Uxam, Roussel ont, l'un et l'autre, parlé d'un mal de gorge dans lequel les exanthêmes précédaient la maladie. En général, point de caractères de putridité dans l'angine polypeuse. Cependant elle est contagieuse. On trouve dans *Michaélis* tant d'efforts pour prouver que les auteurs ont confondu l'angine polypeuse avec les autres angines, qu'il serait très rare que cette angine existât. Il fait de grandes distinctions entre la voix rauque et la voix striduleuse, et lorsqu'il trouve, après la mort, des signes de putridité, il ne rapporte plus la maladie qui a fait succomber l'individu à l'angine polypeuse.

5e Section.

Geoffroy, en 1730, a démontré à l'Académie des sciences de Paris, qu'on trouve plus de cette matière lymphatique dans les veaux que dans les bœufs, d'où on peut conclure qu'elle existe aussi en plus grande quantité dans les enfans que chez les adultes. En considérant la différence des poumons chez les enfans et chez les adultes, on voit que les premiers doivent être plus exposés à cette maladie.

Michaélis parle beaucoup de l'urine trouble; mais cela n'est point un signe constant dans cette maladie, et les enfans en rejettent souvent une pareille, pour peu qu'ils soient malades. Cette urine prouve, de plus, que le malade est lymphatique.

Quant à la voix, *Salomon*, dans les première et seconde observations, a vu la voix plus aiguë au commencement qu'à la fin, et moins aiguë quand la membrane est épaisse. La membrane rendue, la voix est restée la même, ce qui prouve que cet effet est spasmodique.

Dans l'angine gangréneuse, la tunique de la trachée-artère s'exfolie, et la voix n'est pas la même.

Dans l'asthme elle est encore différente. Quelquefois la voix devient naturelle avant la mort, comme l'ont observé *Crawford* et *Homius*; cette voix aiguë cesse, et revient quelquefois pendant la maladie.

6e Section.

Art de remédier.

Il faut empêcher la métastase, et tâcher de faire rejeter la membrane polypeuse.

Michaélis regarde cette maladie comme inflammatoire; d'où il conclut qu'il faut saigner.

Si la saignée a été utile, ce n'est point comme remédiant à l'inflammation, mais bien comme opérant un grand changement, en ramenant l'état d'excrétion à l'état d'absorption nécessaire. C'est ainsi que les vésicatoires à la nuque empêchent l'afflux vers les organes trachéal et vésiculaire du poumon.

Millar et *Rush* ont blâmé la saignée. *Crawford* est resté en doute. *Michaelis* veut qu'on répète la saignée du bras chez les enfans. Il cite l'observation d'un enfant de 15 mois, auquel *Homius* tira cinq onces de sang, et le même jour cinq autres onces, parce que le pouls était dur ; le lendemain il lui fit encore une large saignée par les sangsues, et enfin il appliqua un vésicatoire ; trois jours après, la petite fille fut rendue à la santé. Ceci ne se peut expliquer que par le vide étonnant et l'absorption qui est la suite d'une si grande évacuation ; mais il n'en faut pas conclure que la saignée soit le remède à cette maladie. *Homius* employa en même tems les vésicatoires. *Michaélis* dit cependant que ce remède n'est qu'un palliatif; il dit d'employer de bonne heure les sangsues, les diaphorétiques, de ne faire que de petites saignées ; enfin il n'ose donner de règles. Il conseille les sangsues, mais la saignée auparavant. On voit que l'observation d'*Homius* l'a beaucoup occupé.

Ghisi conseille les scarifications. *Salomon* rapporte que, sans les sangsues, la respiration difficile devint naturelle, et l'enfant parut tout à coup guéri. Il conseille le nitre, l'oximel.

Il dit que rarement il sera besoin des émétiques, et qu'il faut des purgatifs doux ; ce qui est une grande erreur, puisque c'est, au contraire, par les émétiques qu'il faut commencer ; on ne saurait même les administrer trop tôt. Mais il fondait son raisonnement sur une crainte qu'avait *Homius*, que les enfans n'étouffassent par l'action de ce remède. Car, c'est avant que la membrane soit formée, qu'il faut aller très vite; autrement l'obstruction est dans les capillaires, et la maladie est irremédiable; parce que non seulement il y a une membrane, mais encore les orifices des capillaires sont obstrués par la lymphe.

La maladie commence par un froid aux pieds, toujours preuve de ce mouvement inverse.

Crawford et *Buchan* ordonnent des pédiluves. *Homius* y a peu de confiance. Mais tout ce qui produit révulsion et dérivation sera utile. Les vésicatoires au col, selon *Michaëlis*; je les préfère à la nuque. *Ghisi* conseillait des frictions huileuses au col. Les uns ont conseillé de faire respirer des vapeurs, de mettre une éponge imbibée de vinaigre chaud dans la bouche, pour respirer; d'autres ont fait respirer la vapeur du poivre brûlé sur des charbons. Si tout cela ne suffit pas, dit *Michaëlis*, venez-en aux vomitifs; mais c'est par là qu'il fallait commencer. Les nerfs de la huitième paire qui vont au ventricule sont en harmonie avec ceux de la respiration. *Salomon*, *Calisen*, *Crawford* et autres, ont vu rejeter, par les vomitifs, des portions de membrane. Enfin *Michaëlis*, après avoir bien loué les effets des émétiques dans les angines gangréneuses, recommande de ne point abuser de ce divin remède, en disant qu'il est nuisible à la tête et au cœur; il recommande de ne l'employer que quand l'inflammation est très considérable, et dans le commencement il le regarde comme dangereux, craignant qu'il ne fasse suffoquer. On voit combien ces auteurs ont eu peu d'idées de la maladie. C'est le seul remède et celui qu'ils n'ont pas voulu. Il dit de ne pas avoir peur de la bronchotomie. Page 226, il ordonne la bronchotomie avant les émétiques; preuve qu'il n'a vu que la membrane à retirer, et non le mécanisme de sa formation. Enfin, il en revient à la saignée, qu'il dit très pernicieuse dans le second stade de la maladie; puis, plus loin, il la recommande; et de ce que les autres n'ont pas parlé de l'assafœtida, il paraît en faire peu de cas. Au reste, cet auteur avait vu peu de ces sortes de maladies; car il dit: Si j'avais occasion de revoir ces maladies, j'essayerais les bains, les anodins, les clystères, et de petites doses d'émétique. *Crawford* a appliqué le vésicatoire à la nuque; on pourrait appliquer les alkalis volatils. En général, on peut dire que l'article du traitement de cette maladie est très mal fait dans cet auteur.

Observations de Michaélis.

La petite sœur de l'auteur avait 5 ans, lorsqu'elle mourut en 1765. *Michaélis*, en supposant qu'il en eût 15, a donné sa dissertation en 1778; c'était donc un jeune homme qui avait tout au plus 26 à 27 ans. C'est ce que l'on voit bien par la manière dont il traite le moyen curatif dans son ouvrage. Sa sœur ne prit un vomitif que le troisième jour; le quatrième jour on la saigna, et elle mourut le soir. Le poumon droit et le gauche étaient livides à leur face postérieure. Il prit cela pour de l'inflammation. La partie antérieure était de couleur naturelle, tant le trajet de la trachée-artère était plein d'une matière blanche écumeuse qu'on trouvait jusque dans le fond du poumon, et que l'on pouvait exprimer. Vers les divisions des bronches, il y avait une couleur rougeâtre; ce qui dépend toujours du mouvement inverse du sang veineux et de la lymphe; les glandes de la partie postérieure de la langue et les amygdales étaient gonflées; la face postérieure du foie était rougeâtre.

En 1775, dans la ville et dans les environs de *Wertheim*, régna, sur les enfans, une maladie funeste; mais cette maladie a des caractères différens dans divers climats ; le plus souvent elle attaquait les enfans dans la nuit, dans leur premier sommeil, avec cette voix semblable à celle des poulets qui pipent ; point de fièvre, pâleur, froid aux pieds, rémission quelquefois de la voix, les yeux un peu éteints, prostration des forces, point de mouvemens convulsifs. On a vu quelquefois des enfans, au sein de la mère, pris de cette maladie; mais aucun ne l'avait passé 8 ans.

Cette maladie ne semblait pas contagieuse, et cependant il y avait cinq ou six enfans de pris à la fois. J'en ai conservé un par les anti-phlogistiques, les laxatifs, la teinture de rhubarde, et des lavemens avec l'assa-fœtida. J'ai continué pendant douze ou quatorze jours.

Observations. On employa les saignées, les vomitifs, les vésicatoires, les vapeurs de vinaigre, les anti-phlogistiques, l'assa-fœtida, et à peine, sur tant de malades, en sauva-t-on trois ou quatre, parce que ce n'était qu'après plus d'un jour qu'on appelait les médecins. Telle fut l'épidémie de *Wertheim*. *Buch* parle, dans cette épidémie, d'un enfant à qui on donna un vomitif au cinquième jour, et qui rendit la membrane ; mais cet enfant périt de même, parce qu'on avait eu recours à ce moyen trop tard.

Autre observation de Blom, qui donne à un enfant attaqué de cette maladie, des clystères, des gargarismes, des réfrigérens, des potions avec l'oximel, des pédiluves, et qui mourut néanmoins en six jours. La maladie avait commencé au 19, et il ne fut appelé qu'au 21.

Autres observations. Trois enfans furent pris de cette maladie; on saigna l'un du bras, on scarifia l'autre au col, on mit des sangsues et des vésicatoires au col, des cataplasmes émolliens. La petite fille fut saignée plusieurs fois; on lui donna des vomitifs, et elle rejeta la membrane. Elle fut sauvée, ainsi qu'un des petits garçons.

Autre observation sur un enfant de cinq ans à qui on ne put faire prendre aucun remède, et qui mourut.

Dans d'autres espèces d'angines on n'a pas trouvé de membrane, quoique la voix fût celle du croup, selon l'observation de *Ghisi*, en 1747 et 1748.

Souvent les enfans meurent avant que l'on appelle le médecin. Enfin, on trouve des observations de morts rapides et violentes dans les différentes angines; ce qui doit faire mettre en principe, ou de les prévenir, ou d'y remédier dans l'instant même, et en général dans toutes ces observations les enfans sont morts. On voit que l'on n'a pas assez tôt employé les émétiques.

Dans la *douzième Observation* (et l'auteur en rapporte 16), l'enfant était près d'une fenêtre d'où venait du vent. Peu de tems après, il éprouva de la difficulté à respirer ; la voix devint striduleuse. Au premier décembre, on pensa au croup ; on saigna l'enfant, on lui mit des vésicatoires, on entoura son lit de vinaigre en évaporation ; enfin, vers le quatrième jour, on lui donna un vomitif ; son succès en fit redonner un second ; l'enfant toussa, rendit une matière muqueuse membraneuse, la voix spéciale à cette maladie s'évanouit ; enfin, le cinquième jour il fut mieux.

Observation treizième. Un enfant de douze ans fut pris d'une toux férine ; tous les remèdes étaient inutiles ; après quelques semaines, il rejeta une membrane charnue, rougeâtre, de la longueur du doigt, et recouvra la santé. Cet accident se renouvela chez lui pendant plusieurs hivers.

Observation quatorzième. Chez des enfans de deux, trois, cinq ans et plus, pris, dans l'hiver de 1771, de coryza, de toux, puis de fièvre continue, de la voix spéciale au croup, la maladie se changea en catarrhe suffocant, avec diminution de chaleur, et mort. *Bergheim* perdit une fille de sept ans, de cette maladie; elle rejeta un tube membraneux qu'il a fait graver.

Observation quinzième. En 1775, un enfant de neuf ans, bien portant, est pris de toux, de gonflement des amygdales. C'était au printems; on lui donna une boisson théiforme chaude, des poudres camphrées, un liniment sur la poitrine; point d'expectoration; on lui donna l'oximel scillitique. Pendant quinze jours, il resta dans cet état; il jouait, mangeait avec faim, et dormait bien la nuit. Au bout de quinze jours, face pâle, moribonde, pouls petit. Je le fis saigner de quatre onces, le danger augmenta; je lui donnai un vomitif, il rejeta une grande quantité de membranes, quelques gouttes de sang; il respira, reprit sa gaîté. Au bout de trois jours, les symptômes reviennent; je le saigne sans soulagement, je lui donne la teinture d'ipecacuanha et le vinaigre scillitique, il vomit et respire; la fièvre lente survient, l'expectoration devient purulente, et le malade meurt.

On voit, par les observations que je viens de

rapporter, que le traitement du croup est à peu près le même aujourd'hui qu'autrefois, c'est-à-dire, presque toujours infructueux.

Du moxa employé dans le traitement du croup.

La médecine retire, de l'usage du moxa, des succès non équivoques dans le traitement d'un grand nombre de maladies. J'ai pensé que ce moyen nouveau, dans le traitement du croup, pouvait être avantageux pour combattre cette terrible maladie, par la prompte dérivation qu'il opère. Comme dérivatif, le moxa a deux effets; l'irritation locale qu'il produit aussitôt, et la suppuration qui arrive plus tard. Le premier de ces effets est toujours avantageux pour contre-balancer, détruire même, celui de l'irritation morbide, et prévenir ainsi les accidens qui, sans cela, doivent infailliblement survenir. La dérivation opérée par le moxa ayant lieu tout à la fois par rapport au système nerveux et aux systèmes vasculaire et celluleux, doit être des plus puissantes, et prévenir, lorsqu'il est appliqué à tems, la formation de la fausse membrane qui détermine la suffocation et la mort de l'enfant.

Par la suppuration qui s'établit à la suite, il continue et maintient la modification imprimée aux systèmes nerveux et vasculaire, par les émissions sanguines et autres moyens analogues.

L'expérience m'a prouvé que le moxa pouvait être appliqué sans aucun inconvénient dans le traitement du croup, surtout après les sangsues et les ventouses scarifiées.

Première Observation.

La fille de M. de A..., âgée de quatre ans, bien constituée et jouissant d'une santé parfaite, fut prise, dans la nuit du 23 août 1824, de tous les symptômes du croup : j'administrai un vomitif, j'appliquai des ventouses scarifiées à la partie supérieure du sternum, sur les parties latérales et supérieures de la poitrine. Ces moyens n'ayant produit que peu d'amendement, je me déterminai à appliquer le moxa sur la partie antérieure du cartilage thyroïde : six heures après, diminution de la raucité de la voix, respiration plus libre ; nouvelle application du moxa un pouce et demi au dessous du premier, sur la trachée-artère. Ils produisirent une inflammation assez vive, tous les symptômes du croup disparurent, et, dès le second jour, la convalescence fut décidée.

Deuxième Observation.

Le fils de M. C..., âgé de six ans et demi, d'un tempérament sanguin, fortement constitué, fut attaqué du croup, au mois de janvier 1825; la maladie fut précédée d'un catarrhe pulmonaire, et bientôt les symptômes les plus alarmans du croup se manifestèrent. Après avoir épuisé toutes les ressources de l'art, telles que saignée, sansues, vomitifs, vésicatoires à la nuque, pédiluves, sinapismes, etc., je me déterminai à l'application du moxa, d'abord sur le larynx, sur la trachée-artère, et enfin sur les parties latérales et supérieures de la poitrine, et sur la partie moyenne et postérieure; il s'établit une suppuration assez abondante, et la suffocation disparut; le catarrhe persista pendant une quinzaine de jours; après trois semaines de soins bien assidus, le petit malade était parfaitement rétabli.

FIN.

www.ingramcontent.com/pod-product-compliance
Ingram Content Group UK Ltd.
Pitfield, Milton Keynes, MK11 3LW, UK
UKHW021203230726
13926UKWH00001B/288